Te $\frac{123}{337}$

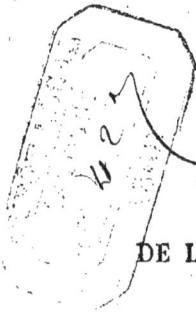

CLINIQUE OBSTÉTRICALE

DE L'HÔPITAL SAINT-ANDRÉ DE BORDEAUX

Service de M. ROUSSET

APPRÉCIATION INEXACTE DE SA STATISTIQUE

RECTIFICATION

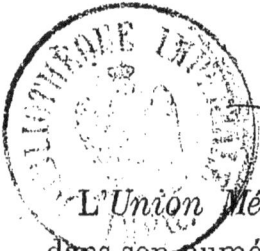

L'*Union Médicale de la Gironde* a publié, dans son numéro du mois de mai dernier, page 361, les lignes suivantes qui font partie du compte-rendu de la séance du 27 avril 1868 de la Société de Médecine de Bordeaux :

M. DUBREUILH : « Aime les statistiques, mais il les veut exactes. Il est donc étonné que la clinique obstétricale de l'hôpital Saint-André n'ait signalé que deux décès par métro-péritonite, alors que les renseignements qu'il a eus, et ils étaient puisés à très-bonne source, lui ont appris qu'il y avait eu un nombre plus considérable de morts. »

Justement ému d'une attaque dirigée sans motif contre l'exactitude des résultats obtenus dans mon service d'accouchement de l'hôpital Saint-André, je crus devoir demander à M. le docteur C. Dubreuilh une rectification. Il m'écrivit une lettre, le 12 juin 1868, dans laquelle il me disait qu'il n'avait jamais eu l'intention de mettre en suspicion la véracité des statistiques de mon service et me promettait de faire insérer ultérieurement, dans l'*Union Médicale*, la rectification que je lui demandais.

J'avais lieu d'espérer que M. C. Dubreuilh tiendrait sa promesse, et qu'il aurait à cœur de terminer, par des explications franches et loyales, le regrettable incident qu'il avait soulevé. Mais loin d'atténuer les expressions malveillantes dont il s'était servi à mon égard, M. Charles Dubreuilh n'a fait insérer dans le numéro suivant de l'*Union Médicale*, page 399, qu'une rectification complètement insuffisante. Elle est conçue dans les termes suivants :

« M. C. Dubreuilh demande la parole pour une rectification au procès-verbal du 27 avril dernier, publié dans le numéro de *l'Union Médicale de la Gironde*, du mois de mai, page 361. A cette phrase ainsi conçue :

» M. Dubreuilh aime les statistiques, mais il les veut exactes; il est donc étonné que la clinique obstétricale de l'hôpital Saint-André n'ait signalé que deux décès par métro-péritonite, » notre collègue veut qu'on substitue aux mots, « clinique obstétricale, » la phrase suivante : « Il est étonné que les statistiques de l'hôpital Saint-André n'aient

signalé que deux décès par métro-péritonite.... »
M. Dubreuilh proteste contre les interprétations,
bien éloignées de sa pensée, articulées dans une
autre enceinte, et déclare que dans les discussions
scientifiques, surtout en fait de statistique, les
personnes doivent toujours être hors de cause. »

Si M. C. Dubreuilh avait toujours eu pour
guide de sa parole la déclaration de principes
qui précède, ma loyauté professionnelle n'aurait pas été mise en jeu dans un incident que je
n'avais point cherché. Mais comme il m'est
impossible d'accepter pour suffisante l'explica-
tion qu'on vient de lire, je dois répondre aux
insinuations lancées publiquement contre le
service de clinique obstétricale par la publica-
tion des documents qui sont entre mes mains.

Voici la lettre que M. Dubreuilh m'écrivait,
le 12 juin dernier :

« MONSIEUR ET TRÈS-HONORABLE CONFRÈRE,

» J'ai vivement regretté de n'avoir pu assister à
la dernière séance de la réunion médico-chirurgi-
cale de l'hôpital Saint-André, devant laquelle a été
porté le dernier numéro de l'*Union Médicale de la
Gironde*; j'aurais pu fournir, à propos de l'article
qui vous a si justement ému, des explications franches et loyales.

» Je commence par vous déclarer que, par une circonstance exceptionnelle tenant à la quantité de matériaux à publier, les deux derniers procès-verbaux de la Société ne m'ont pas été envoyés par l'imprimeur ; je ne les avais donc pas revus ; c'est une faute que je confesse. Il n'est jamais entré dans ma pensée d'attaquer votre loyauté pas plus que votre honnêteté scientifique ; ni vous ni votre service n'ont été en cause. Demandant à M. le docteur Le Barillier des explications plus détaillées sur les statistiques des maladies observées à l'hôpital Saint-André, à propos des affections puerpérales dont il signalait deux décès dans votre service, je lui dis que j'étais étonné qu'à l'hôpital Saint-André et non pas à la clinique obstétricale, comme on me le fait dire, on n'ait signalé que deux décès par cette affection, alors que de renseignements fournis sans les demander, il semblait y avoir eu un plus grand nombre de métro-péritonites. A ce propos, le docteur Boursier, pour éclairer cette question restée incomplète dans le rapport, signale trois cas de métro-péritonite dans son service dont un cas terminé par la mort, et les trois femmes étant accouchées à l'hôpital de la Maternité depuis un temps plus ou moins long.

» Je remerciai mon collègue et je me promis de faire mon profit de cet éclaircissement qui prouvait que des sujets quittant la Maternité, souvent malgré moi et dans de bonnes conditions de santé, allaient succomber plus tard à des accidents puerpéraux, suites de fatigue. Toute cette partie, vous le voyez, très-honoré confrère, a été très-mal interprétée ; aussi mon intention est, dans la prochaine séance de la Société de Médecine, de demander la parole pour rectifier une phrase qui peut donner

lieu à de fâcheuses interprétations et de déclarer
que je n'ai jamais eu l'intention de mettre en suspicion la véracité de votre service. Cette rectification sera ultérieurement imprimée.

» Voilà les faits dans toute leur exactitude ; per-
mettez-moi d'espérer que de cet incident désagréa-
ble il ne peut rester, dans votre esprit, le moindre
doute sur mes intentions, soit à votre égard, pas
plus qu'à l'égard de mes collègues dans les hôpi-
taux dont j'honore le caractère. Vous admettez qu'on
peut parfaitement bien ne pas partager les mêmes
opinions ; mais il est un terrain, sur lequel les
hommes qui se respectent et qui ont du cœur sont
toujours d'accord : c'est le terrain de la justice et de
l'honnêteté.

» Veuillez agréer, très-honoré Confrère, l'assurance de ma considération distinguée.

» Charles DUBREUILH.

» Bordeaux, 12 juin 1868. »

Je n'aurais certes pas eu la pensée de livrer
cette lettre à la publicité, et de susciter, par cela
même, un certain bruit autour de ma person-
nalité, si l'incident qui s'est produit contre mon
gré, bien assurément, n'avait mis entre mes
mains un autre document. On a voulu atténuer
la portée des paroles qui avaient été prononcées, en attribuant à une erreur de rédaction
le sens blessant qu'elles avaient pour moi.

Ce mode de justification, qui pouvait avoir l'in-
convénient de rejeter sur autrui un oubli per-
sonnel des convenances, a été réfuté de la
manière suivante par la lettre que m'a adressée,
le 13 juin 1868, M. le docteur Chatard, Secré-
taire de la Société impériale de Médecine :

« Bordeaux, le 13 juin 1868.

» Monsieur et très-honoré Confrère,

» Quelques amis m'apprennent que vous avez été
très-ému à la lecture du procès-verbal de la séance
du 27 avril 1868, de la Société impériale de Médecine de Bordeaux, au sujet des paroles prononcées
par M. le docteur C. Dubreuilh, et ayant provoqué
des explications de la part de MM. Boursier, Méran
et Le Barillier. Comme j'ai rédigé le procès-verbal
de cette séance, je tiens à ce que vous sachiez bien
que, dans cette occasion, j'ai été un simple sténo-
graphe, ne faisant dire aux orateurs que ce qu'ils
avaient bien voulu dire. J'affirme donc, de la manière la plus absolue, que *tout* ce qui est écrit a été
dit, et que, bien loin d'ajouter, j'ai même dû sup-
primer certains noms propres invoqués dans la
chaleur de la discussion. J'affirme aussi, que le
procès-verbal a été lu en séance le lundi suivant, en
présence des honorables collègues déjà cités, et
que *tous* les passages sur lesquels s'est élevé la
discussion présente ont été approuvés par MM. Dubreuilh, Méran et Le Barillier. J'en excepte M. Bour-

sier, qui a demandé une rectification, parce que je lui avais fait dire les paroles suivantes : « Je déclare » que j'ai eu dans mon service trois femmes, attein- » tes de métro-péritonite, *venant de la clinique.* »

» C'était une grave erreur que je me suis empressé de rectifier. Or, n'est-il pas de la dernière évidence que la réclamation de M. Boursier a dû forcément attirer l'attention des collègues qui, comme lui, avaient parlé de la mortalité par accidents puerpéraux?

» Je pourrais ajouter bien d'autres choses encore, mais j'aurais peut-être l'air de plaider la cause d'un coupable, tandis que je ne suis que le bouc émissaire de l'Écriture dont *on voudrait se servir.* Mais, je le déclare, je ne reconnais à personne le droit de penser un seul instant que je suis pour quelque chose dans cette triste affaire. *Cuique suum.* J'en appelle, d'ailleurs, au témoignage de tous les membres de la Société présents à la séance, et en particulier, à la bonne foi, à la loyauté de M. Reimonencq, assis à mes côtés durant toute la discussion et de MM. Buisson et Boursier, placés en face de moi à l'autre extrémité de la salle.

» Veuillez agréer, Monsieur et très-honoré Confrère, l'assurance de mes sentiments les plus distingués.

» Dr CHATARD.

» P.-S. — Je vous autorise à faire de cette lettre l'usage qu'il vous plaira. »

A la suite de ces deux lettres, je ne puis

mieux faire, pour justifier mon service de clinique obstétricale, que de publier un autre document dont une communication bienveillante m'a permis de prendre copie :

Il est dû à M. le docteur Dudon, Chef interne de l'hôpital Saint-André, auquel M. du Périer de Larsan, administrateur délégué de cet hôpital, avait, par une lettre en date du 26 avril dernier, demandé un rapport sur l'état sanitaire de la clinique d'accouchement.

Ce rapport est ainsi conçu :

« Monsieur l'Administrateur,

» J'ai l'honneur de vous adresser le rapport que vous m'avez demandé sur l'état sanitaire de la clinique d'accouchement de l'hôpital Saint-André, depuis le 1er janvier 1868, jusqu'à ce jour, lundi 27 avril 1868.

» Voici, Monsieur l'Administrateur, les chiffres et les réflexions que les registres de la clinique, les renseignements pris auprès de M. le premier Interne, et mes propres observations me permettent de vous donner comme exprimant la vérité sur les faits qui se sont produits pendant la période que je viens d'indiquer.

70 accouchements se sont faits pendant ce laps de temps,

69 ont été naturels,

1 a été artificiel (application du forceps),

68 ont été simples,

2 ont été doubles,

60 se sont terminés à terme,

2	—	à 9 mois moins quelques jours,
2	—	à 8 mois 1/2,
1	—	à 8 mois plus quelques jours,
1	—	à 8 mois,
2	—	à 7 mois 1/2,
2	—	à 6 mois 1/2.

» Ces 70 accouchements ont donné naissance à 72 enfants dont 67 sont venus vivants et 5 morts. L'un de ces derniers est mort pendant l'accouchement que j'ai dû terminer par une application du forceps au détroit supérieur, pour un retrécissement considérable du bassin de 7 centimètres 1/2.

» 15 de ces accouchements ont eu des suites absolument régulières ; 10 femmes sont encore actuellement (27 avril) couchées à la clinique ; leurs accouchements ont été naturels, leur état est bon, ce qui fait légitimement supposer que leurs suites de couches ne seront traversées par aucun accident ; du reste, d'ici à deux jours, cinq ou six de ces femmes, accouchées depuis plusieurs jours, prendront leur *exeat*.

» 9 fois les suites des couches ont été compliquées plus ou moins gravement. Ces complications sont : 1 métro-ovarite guérie,

2 hémorrhagies de moyenne intensité sans suite
   funeste,

1 hémorrhagie légère,

2 métrites légères dont une survenue à la suite de
   l'application du forceps au détroit supérieur
   pour un retrécissement de 7 centimètres 1/2,

1 abcès mammaire,

2 péritonites dont une généralisée, toutes deux sui-
   vies de mort. La première femme a succombé
   le 5 mars, la seconde le 8 du même mois.

» La cause de la péritonite développée chez la première n'a pu être au juste déterminée; chez la seconde l'inflammation péritoniale s'explique par les
faits qui suivent : Cette femme avait séjourné long-
temps à la salle 9 *bis* avant son accouchement, ce
qui m'a déjà paru plusieurs fois constituer une con-
dition défavorable au point de vue de l'accouchement et de ses suites. Elle y était entrée pour une
bronchite générale avec un point de pneumonie à
droite.

» Convalescente et arrivée jusqu'à terme, elle fit
une chûte dans laquelle son ventre fut violemment
heurté contre une chaise.

» Depuis cet accident, des douleurs abdominales,
hypogastriques surtout, ne cessèrent de la tour-
menter, et l'accouchement fut avancé de quelques
jours. L'enfant vint mort; le lendemain se décla-
rèrent les symptômes d'une péritonite qui emporta
la malade le cinquième jour de ses couches. La
santé des autres malades ne présenta rien de particulier à ce moment.

» En résumé, Monsieur l'Administrateur, il s'est

fait, en moins de quatre mois, du 1ᵉʳ janvier au
27 avril exclusivement, à la clinique d'accouchement de l'hôpital Saint-André, 70 accouchements, ce qui constitue un chiffre supérieur à celui
des années ordinaires pour une même période.

» Tous les lits de la clinique ont été presque
continuellement occupés, et, plusieurs fois, des
couches supplémentaires ont dû être mises à la
disposition des femmes que leur travail avancé ne
permettait pas de ne pas recevoir à l'hôpital.

» Malgré le nombre des accouchements et l'état
de plénitude presque permanent du petit local
affecté aux femmes en couches, la suite générale
des accouchées a été entièrement satisfaisante. Mes
chiffres vous le prouvent.

» En effet, sur 70 accouchements, dont deux doubles et un terminé par une application de forceps
pour un retrécissement considérable du bassin, 51
fois les suites ont été parfaitement régulières ; 9 fois
sont survenues des complications parmi lesquelles
j'en ai compté de légères, comme un abcès du sein
et une hémorrhagie qui ne donna aucune in-
quiétude ; 2 fois seulement la mort a frappé, ce qui
met la mortalité au chiffre consolant de moins de 3
pour cent.

» Et encore, Monsieur l'Administrateur, faut-il
considérer les circonstances dans lesquelles une de
ces morts s'est produite.

» Si la cause de la péritonite qui a enlevé la première femme reste incertaine, celles qui ont déve-
loppé la maladie chez la deuxième sont évidentes :
bronchite avec pneumonie, et par suite état général
mauvais ; traumatisme portant sur l'abdomen et

provoquant, après des douleurs intenses, un travail prématuré qui donne un enfant mort ; c'était là un accouchement exécuté dans des conditions exceptionnellement mauvaises.

» Il ne vous aura sans doute pas échappé que ces deux morts sont arrivées à trois jours d'intervalle, et peut-être inclineriez-vous à les attribuer à une constitution épidémique tendant à se développer dans la clinique. Tel n'est point mon avis. La péritonite survenue chez la première femme s'est montrée spontanément, et il n'y a là rien de contraire à ce que l'on sait sur le développement de cette redoutable affection qui, parfois, ne demande que le plus léger prétexte pour se manifester chez la femme, surtout quand elle est en état puerpéral.

» L'influence de cette première péritonite sur la seconde ne me paraît pas fondée, les conditions fâcheuses dans lesquelles se trouvait à ce moment la malade légitimant amplement la naissance de la maladie et sa terminaison fatale. Dans tous les cas, Monsieur l'Administrateur, si un mauvais génie épidémique planait à cette heure sur la clinique de l'hôpital Saint-André, il faut reconnaître qu'il a été bien clément, puisque laissant toutes les voisines des mourantes continuer leur guérison sans encombres, il n'a frappé que deux coups dont l'un portait sur une femme déjà très-menacée.

» Les heureux résultats semblables à ceux que fournissent les chiffres que j'ai l'honneur de vous adresser, sont, je puis le dire, Monsieur l'Administrateur, habituels à la clinique de l'hôpital Saint-André. La mort y pénètre rarement, la péritonite y est exceptionnelle et les épidémies de cette meurtrière affection tout à fait inconnues. Je ne sache pas en effet que depuis 1854, l'épidémie en ait fait fermer la porte.

» Si la santé des femmes qui viennent accoucher à l'hôpital est si bien et si constamment prémunie contre l'épidémie, je ne puis, en voyant le local exigu où les accouchées sont pressées les unes contre les autres, attribuer les résultats obtenus qu'aux soins et à l'habileté avec lesquels les accouchements y sont pratiqués par la sage-femme et surtout par M. le premier Interne; aux sages traitements prescrits par le Professeur éclairé, chargé de ce service; aux leçons, aux conseils, aux recommandations que ce maître estimé ne cesse de donner chaque fois à ses élèves et aux personnes chargées de donner des soins aux accouchées dont la santé lui est confiée.

» Agréez, Monsieur l'Administrateur, l'assurance de mon profond respect,

» Dr DUDON,

» *Chef interne de l'hôpital Saint-André.*

» Bordeaux, 27 avril 1868. »

Voilà la vérité sur ce regrettable incident. Tout le premier, j'en déplore les conséquences; mais je devais à ma propre dignité d'en faire connaître tous les éléments, et de livrer à la notoriété publique les documents qui sont de nature à me justifier. L'insinuation malveillante dirigée contre ma loyauté professionnelle et rendue publique par l'*Union Médicale*, m'imposait le devoir d'y répondre publiquement. Mais qu'il me soit permis de regretter encore une fois d'avoir eu la main forcée par d'injustes attaques.

U. ROUSSET,

Professeur d'accouchements à l'école de Médecine de Bordeaux.

www.ingramcontent.com/pod-product-compliance
Lightning Source LLC
Chambersburg PA
CBHW050443210326
41520CB00019B/6045